NOTES

POUR SERVIR A

L'HISTOIRE DE LA GYNÉCOLOGIE

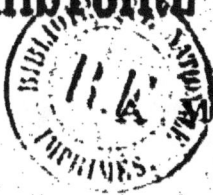 À MONTPELLIER

PAR

Pierre MASFRAND

DOCTEUR EN MÉDECINE

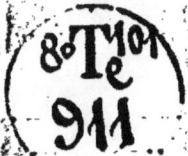

MONTPELLIER

Société anonyme de l'Imprimerie Générale du Midi

8, Boulevard Victor-Hugo

1909

NOTES

POUR SERVIR A

L'HISTOIRE DE LA GYNÉCOLOGIE

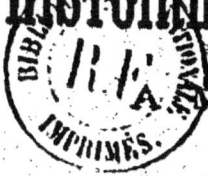

A MONTPELLIER

PAR

Pierre MASFRAND

DOCTEUR EN MÉDECINE

~~~

MONTPELLIER
SOCIÉTÉ ANONYME DE L'IMPRIMERIE GÉNÉRALE DU MIDI
8, Boulevard Victor-Hugo

1909

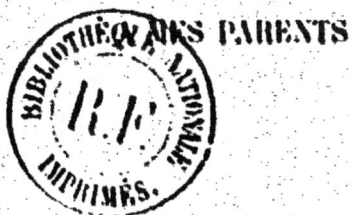

A MA FAMILLE

A MES AMIS

P. M.

A MON PRÉSIDENT DE THÈSE

Monsieur le Professeur de ROUVILLE

A TOUS MES MAITRES

P. M.

NOTES

L'HISTOIRE DE LA GYNÉCOLOGIE

MONTPELLIER

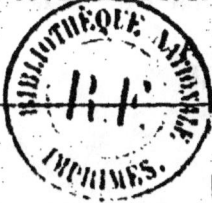

INTRODUCTION

Cette première époque commence avec la médecine et se perd avec elle dans la nuit des temps.

Les premiers médecins sont des philosophes.

Au moment de la décadence de l'Empire romain, la médecine ainsi que les autres sciences, passèrent chez les Arabes, dont la domination s'étendait même en Europe. A cette époque la médecine était divisée en de nombreuses *sectes*. En 180, Galien fonda, conformément à la doctrine des péripatéticiens, la théorie des quatre qualités : le chaud, le froid, le sec et l'humide, des quatre éléments, des quatre humeurs, des quatre températures, des quatre intempéries.

Dans son système, on trouve réuni tout ce qu'il y a d'essentiel dans la médecine ; aussi fut-il adopté par tous les médecins de cette première époque.

On s'applique avec soin à l'étude de la pharmacie. Cratevas fut renommé comme savant botaniste. L'anatomie est inconnue. On n'ouvre aucun cadavre.

La croyance du pouvoir des astres sur le corps humain

2

était très ancienne chez les nations orientales. Cette prévention passa en Grèce, et les médecins grecs n'en furent pas
exempts. Galien ne contribua pas peu à l'augmenter par la
manière dont il arrangea les jours critiques et par l'influence
qu'il donna à la Lune sur les humeurs.

C'est aussi l'époque des amulettes. Serenus Scammonicus,
médecin et précepteur de l'empereur Gordien, pour guérir de
certaine fièvre hémitritée, conseille d'écrire plusieurs fois le
mot Abracadabra, en retranchant à chaque ligne la dernière
lettre, et de porter au col ce billet.

ABRACADABRA (1)

ABRACADABR

ABRACADAB

ABRACADA

ABRACAD

ABRACA

ABRAC

ABRA

ABR

AB

A

Trallien propose comme remède à la fièvre tierce de sus-
pendre au cou du malade une feuille d'olivier sur laquelle
ont été écrits ces deux mots : CA ROI. Il ajoute qu'il faut que
cette feuille ait été cueillie avant le lever du soleil.

(1) Cité également dans la thèse de DELASQUIER, 1812

Première Période

Bernard Gordon (1285-1305). — Célèbre professeur de la Faculté de Montpellier. Commença d'y enseigner en 1285.

En 1305 publie un traité intitulé « Lilium Medicinæ », qui est un cours général des maladies du corps humain. On aimait à cette époque à donner aux ouvrages des titres pompeux comme *Flos florum*, *Lumen luminum*, *Rosarium philosophorum* ; il n'est pas surprenant que Gordon ait suivi ce mauvais usage. Il est bon d'entendre la raison qui le détermina à donner ce titre à son livre.

Hunc librum, *dit-il*, intitulo Lilium Medicinæ In Lilio enim sunt multi flores et in quolibet flore sunt septem folia candida et septem grana quasi aurea. Similiter liber iste continet septem partes, quarum prima erit aurea rutilans et clara... aliæ autem sex partes erunt candidæ.

C'est au 7° livre de cet ouvrage que Gordon parle des maladies des femmes depuis le chap. VIII jusqu'au chap. XVIII. Il suit partout la méthode des Arabes, qui étaient ses guides ; mais il est plus clair, plus méthodique, et quelquefois il confirme ce qu'il dit par quelque observation.

La première édition a été faite à Venise en 1494, in-fol.

———

Analyse du livre VII du *Lilium Medicinæ* :

Stérilité, Gonorrhée, Suppression des règles. — Les causes de suppression se divisent en :

A. *Causes externes.* — 1° l'excès d'exercice ; 2° la faim ; 3° les cicatrices de la vulve.

B. *Causes internes.* — 1° rides, obstruction de la matrice par le froid, la sécheresse, l'humidité ; 2° le sang peu abondant ; 3° sang trop visqueux et trop froid.

Traitement. — Absinthe, myrrhe, opoponax. Ligature douloureuse des pieds, des tibias. Pessaire.

RÈGLES TROP ABONDANTES. — A. *Causes externes.* — 1° Coups ; 2° avortement ; 3° rhagades ; 4° blessures de la vulve.

B. *Causes internes.* — 1° L'utérus trop mou et relâché et largement ouvert ; 2° trop de sang ; 3° le sang est à l'excès subtilis, calidus, acutus, falsus, mordicantius, putridus, venosus, aut aquosus, frigidus.

Traitement. — Camphre, acacia. Ventouses sous la mamelle.

RHAGADES DE LA VULVE ou ruptures de la vulve.

Traitement. — Lavages de lait, d'hysope.

DESCENTE DE MATRICE, qu'on divise en : *a)* suffocatio ; *b)* casus ; *c)* præcipitatio.

A. *Causes externes.* — 1° La femme s'est assise sur des pierres froides ; 2° dans l'eau froide ; 3° application de mauvais onguents.

B. *Causes internes.* — 1° Paralysie ; 2° ramollissement des muscles.

Traitement. — Vomitifs. Ventouses non scarifiées sous la mamelle.

RÉGIME DE LA GROSSESSE, DIFFICULTÉ DU TRAVAIL, RÉTENTION PLACENTAIRE. — Dans la rétention de l'arrière-faix, avant d'intervenir, Gordon recommande de faire vomir la malade, de la faire éternuer, de lui faire retenir son souffle et de faire boire du suc de poireau ou d'absinthe.

———

Valescus de Taranta, de Portugal (1418), commença de pratiquer la médecine à Montpellier dès l'année 1382, et ce ne fut qu'après l'avoir exercée 36 ans qu'il dicta, en 1418, un grand Recueil de pratique connu sous le titre de *Philonium.*

Cet ouvrage est divisé en 7 livres, et il est bon de juger des raisons qui engagèrent Valescus à cette division :

Rationabile mihi visum est, *dit-il,* hunc librum in septem particulam esse partiendum : 1° Enim sunt septem verba, quæ dominus noster Jesus Christus Salvator noster in cruce pendens locutus fuit ; septem sunt dona Sancti Spiritus ; septem sunt gaudia Virginis Gloriosæ ; septem sunt sacramenta Eccelsiæ ; septem petitiones in Dominicâ oratione ; septem sunt virtutes, etc...

Dans le 6ᵉ livre de cet ouvrage, l'auteur emploie douze chapitres à traiter de la plupart des maladies des femmes. Le style en est barbare, mais la médecine y est mieux traitée qu'elle l'avait été par les Arabes ou par les sectateurs. On trouve dans cet ouvrage quelques observations, de même que dans celui de Gordon, ce qu'on ne trouve pas dans les autres auteurs de ce temps-là.

————

Livre VI du *Philonium* de Valescus de Taranta.

Menstruum, suffocatio, precipitatio, mola, ventositas, ulcera, sterilitas ; suivent les accouchements.

————

Marc Gatinaria, médecin de Pavie (1410), dans un de ses ouvrages, cite Gerardus de Solo, professeur de Montpellier.

Deuxième Période

Sous François Iᵉʳ, on étudie le grec et le latin. On lit Hippocrate, Galien. Cette doctrine remplaça celle des Arabes. Autant les ouvrages des médecins arabes étaient confus et arides, autant les œuvres grecques et latines étaient solides et avaient de la méthode. On étudia Galien au point « qu'on entendit alors le système de Galien mieux que Galien lui-même ». On distingua plus exactement la nature des maladies, les espèces, les causes, les différences, les signes, le pronostic ; enfin on fixa mieux les indications.

Montpellier semble rester quand même en retard et conserver encore la méthode arabe.

————

Denys Fontanon (1510), professeur de médecine à la Faculté de Montpellier en 1526, vivait encore en 1611.

Pratice Medica, sive de morborum internorum curatione Libri IV. In lucem dati à Johanne Renerio qui singulis capitum initiis causas et signa morborum ex veteribus Classicis appinxit. Lugduni, in-8°, 1550.

C'est dans le livre III que Fontanon traite des maladies des femmes en 15 chapitres. La théorie et la pratique de cet auteur ne sont pas tout à fait dans le goût des Arabes, autant que celle de Bernard Gordon ou de Valescus de Taranta, mais elle l'est encore beaucoup.

———

De morborum internorum curatione, de Denys Fontanon, livre III :

Du traitement dans *la suppression des règles*. De nombreuses formules où la myrrhe et l'armoise tiennent la plus grande place.

Abondance trop grande des règles. — Contre les *Fleurs blanches*, prendre de la garance, des racines de souchet.

Contre la *descente de l'utérus* : pilules de verveine et écorce de myrobolan, feuilles de laurier.

On fait écarter les jambes à la malade, et on introduit la main enduite d'axonge, et l'intestin et la vessie du malade étant vides, on peut fixer l'utérus au milieu : on applique alors deux coloquintes sur l'ombilic et on serre fortement.

Du régime de la femme enceinte. Difficulté du travail. Inflammation de l'utérus. — Faire coucher la malade dans une chambre obscure et silencieuse où elle puisse reposer. Epithème sur le ventre de suc de plantain et de sanguinaire mélangés.

En injection utérine : liqueur distillée de marjolaine, styrax de galbanum et graisse d'oie mélangés à chaud.

Œdème de l'utérus : skirrhe de l'utérus : huile de lys.

Cancer de l'utérus : sanguinaire, scolopendre.

———

Jacques du Bois (1551). — Jacobus (Sylvius), d'Amiens, de la Faculté de Montpellier, et bachelier de celle de Paris, est un célèbre médecin qui mourut en 1555 âgé de 77 ans ; publie : De Mensibus mulierum et hominis generatione Commentarius, 1556, in-8°. Recueilli par René Moreau (1630), docteur en médecine.

Morborum internorum prope omnium curatio.

Du traitement : du prolapsus de l'utérus, des règles trop abondantes, des rhagades.

Guillaume Rondelet (1560), né à Montpellier en 1507, étudia en médecine dans la Faculté de la même ville, où il fut docteur en 1537, professeur en 1545 et chancelier en 1556. Il mourut à Réalmont, dans le diocèse d'Albi, en 1566, âgé de 59 ans.

Outre plusieurs ouvrages, on a de lui le traité suivant : Curandi morbos methodus, quæ vulgo Practica dicitur, in tres Libros distincta. Lugduni, 1583. L'ouvrage fut longtemps réimprimé.

Dans le troisième livre, l'auteur commence à parler des maladies des femmes au chapitre LIX, et il continue jusqu'au chapitre LXXVI. Ce qu'il en dit est peu de chose, et à en juger par là et par son *Histoire des poisons*, il est aisé de décider que ce médecin était plus savant dans l'histoire naturelle que dans la médecine.

Laurent Joubert marque à la fin de la *Vie de Rondelet* que ce professeur lui avait laissé quatre traités prêts pour l'impression, dont quelques-uns appartenaient aux maladies des femmes, savoir :

De impedimentis generationis, De affectibus gravidæ, parturienti, De affectibus infantium et puerorum, De morbi hæreditariis.

Mais ces traités n'ont point été imprimés.

Livre III du Curandi morbos methodus de Guillaume Rondelet, du chapitre LIX jusqu'au chapitre LXXVI.

Abondance trop grande des règles, soit naturellement chaque mois, soit après avortement, soit après accouchement
naturel, soit après l'usage de certains médicaments ou de
pessaires trop gros.

Des règles. Des règles blanches. — Benjoin, styrax, aloès,
santal.

Suppression des règles. — Dans la cachexie, quand le sang
est en trop petite quantité ; garder le lit : lavages à l'eau
chaude. Donner des pilules purgatives. Sirop d'armoise.

*Stérilité. Quelques pages sur les accouchements. Prolap-
sus de l'utérus*, par suite du relâchement des ligaments. —
Faire vomir, car le vomissement soulève l'utérus.

Injection dans l'utérus avec une seringue de décoction
d'écorce de sapin, de chêne dans du vin.

Inflammation de l'utérus. — Purgatifs et clystères, saignée
au bras et à la veine poplitée. Ne pas mettre de cataplasme
et ne pas donner d'injections.

Skirrhe de l'utérus. — Injection. Clystère émollient, huile
de lys, vin, et le térébinthe feront un excellent onguent.

Cancer de l'utérus. — Le skirrhe peut devenir cancer. Il
y a deux sortes de cancer : le cancer ulcéré et non ulcéré ; le
non ulcéré est surtout dans le corps utérin et le cancer ulcéré
est sur le col et l'orifice.

Traitement. — Nombreux purgatifs. Dans les cancers ulcérés se servir d'emplâtres de céruse.

Les ulcères de l'utérus se produisent après inflammation,
abcès ou après usage de médicaments acides, après irrita-
tion des règles ; myrrhe, styrax, injections.

———————

Jean Hucher (an 1606), de Beauvais, professeur royal dans
la Faculté de médecine de Montpellier en 1574. Doyen en
1580. Chancelier en 1583, mourut en 1603.

De sterilitate utriusque sexus, Opus in quatuor Libros distinctum. Genevæ, 1600, in-8°.

Cet ouvrage est long et contient plusieurs opinions, dont on est depuis longtemps désabusé : mais le fond de l'ouvrage est solide, on ne peut pas douter du savoir de l'auteur et l'on trouve en lui moins de prévention pour les sortilèges qu'on n'en avait de son temps.

———

Le *De sterilitate*, 1600, de Jean Hucher, est divisé en quatre livres :

Livre I. — Stérilité de l'homme.

Livre II. — Stérilité de la femme.

Dans ce livre II. Hucher passe en revue toutes les maladies de l'utérus : phlegmons, abcès, ulcères, érysipèle, œdème, skirrhe, cancer, calcul, ascension, descente de matrice, maladies du col, mollesse du col, obstruction du col, rhagades du col et version utérine appelée perversion, aversion, declinatio, inclinatio et obliquitas.

Livre III. — Stérilité sympathique de la femme.

Livre IV. — Causes cachées de la stérilité ou des maléfices.

———

Jean Varandé, de Nismes (an 1606), prit le bonnet de docteur en médecine de Montpellier en 1587, y fut nommé professeur en 1597, parvint au décanat en 1609 et mourut en 1617.

———

De Morbis mulierum Libri III, in lucem editi, opera Romani à Costa. Monspessuli, 1620, in-8° :

Ce qu'il y a de surprenant, c'est que le même ouvrage paraît être imprimé en 1619 à Lyon : Operà, dit-on, Petri Mylei Doctoris Medici, ce qui prouve que ce livre a été donné au public par les Ecoliers de Varandé, qui s'empres-

3

sèrent de le faire imprimer sur les cahiers qu'il leur avait dictés.

Cet ouvrage est clair et méthodique. La théorie est celle de son temps, mais la pratique se ressent trop de la polypharmacie des Arabes.

François Ranchin (1627), de Montpellier, docteur en médecine de cette Faculté en 1592, devint professeur en 1605, à la place de Jean Saporta, qui était mort, et il fut élu chancelier en 1612 à la place d'André du Laurent. Il mourut en 1642.

Opuscula medica, utili jucundâque rerum varietate referta, publici juris facta curâ et studio Henrici Gras, doctoris medici Monspeliensis. Lugduni, 1627, in-4°.

Il y a dans ce recueil un traité De morbis virginum, divisé en trois sections, où Ranchin traite plusieurs questions, qui intéressent les maladies des femmes, mais où il ne dit rien qui n'eût été déjà dit plusieurs fois.

Il a composé également : Tractatus de morbis ante partum, in partu et post partum.

Livre I (1645) (posthume). — Ce titre dit assez la division de l'ouvrage. Il traite de la grossesse, de son régime. Vomissements, faiblesse, douleurs des dents, des lombes, envies, maux de tête.

Livre II. — Il traite des *temps de l'accouchement*, des signes du travail, difficulté du travail, etc.

Livre III. — Du régime de l'accouchée, hémorragie après l'accouchement, hémorroïdes, diarrhée puerpérale, défaut de lait, excès de lait, des maladies aiguës de la grossesse.

Lazare Rivière (1640), de Montpellier, prit ses degrés en 1611, dans la Faculté de cette ville, y fut nommé professeur en 1622 à la place de Laurent Coudin, mort en 1620 ; remplit cet emploi avec honneur jusqu'en 1655, date de sa mort, 60 ans.

Ce professeur a composé « Des institutions de médecine », qui était un fort bon traité dans son temps ; mais son principal ouvrage est un cours de maladies intitulé *Praxis medica*. Ce livre eut beaucoup de succès. Bientôt Lazare Rivière joignit à ce livre une *théorie* suivant les principes de son temps, et le traité fut imprimé dans cet état à Paris, in-8°, en 1640.

On traite dans cet ouvrage de toutes les maladies du corps en XVII livres.

Le XV° en entier est destiné aux maladies des femmes, qui y sont expliquées avec netteté et pour lesquelles on propose une *curation* très sensée, de sorte qu'un médecin judicieux peut avec ce seul secours faire la médecine avec succès.

Il ne faut pas dissimuler que Rivière suit ordinairement Sennert pas à pas et souvent sans le citer.

Au reste, un certain Bernardin Christin, de l'île de Corse, qui avait étudié en médecine à Montpellier sous Rivière, qui s'était fait ensuite cordelier et qui ne laissait pas de pratiquer la médecine, après avoir compilé quelques secrets de chimie, eut la hardiesse, pour les autoriser, de les faire imprimer à Venise, en 1676, sous le nom de Rivière. Mais Jean Chatelain, doyen de Montpellier, dit que ce Christin a faussement attribué ces secrets à ce professeur.

———

Praxeos medicæ, livre XV, de Lazare Rivière. — *Suppression des règles.* — Les causes peuvent en être rapportées à l'utérus lui-même, à ses vaisseaux, au sang.

Surabondance des règles, Fleurs blanches, qu'il traite avec des feuilles de chêne (décoction) et les médicaments astringents.

Inflammation de l'utérus. — Ses causes sont : un tempérament sanguin, bilieux, un relâchement de l'utérus, le froid, la chaleur, des règles trop abondantes, excitations des parties, pessaires ou médicaments excitants, suppression des règles. Une malade qui reste au lit trop longtemps peut avoir un déplacement de l'utérus dans lequel le sang peut se transporter, ainsi que d'autres humeurs, contractions trop violentes d'un accouchement.

Traitement. — Injections de lait et d'opium avec un peu d'eau de roses, liniment d'huile de rose, lotus dans du vinaigre ou onguent de rose, céral de santal.

Ulcère de l'utérus. Skirrhe de l'utérus. — Ses causes sont : les règles, les lochies des femmes en couches, l'air froid, l'eau froide, la suppression des règles. Le sang se condense et produit *en partie* le skirrhe.

Cancer utérin. — Même explication que pour le skirrhe et même division que dans les autres ouvrages analysés : en cancers ulcérés et non ulcérés.

Gangrène et sphacèle de l'utérus, utérus prolabé, utérus clos, accouchements.

Troisième Période

En 1553, la circulation du sang est découverte. A cette époque *les ouvertures de cadavres* sont plus fréquentes, mais il est arrivé souvent qu'on a pris l'effet du mal pour la cause. La pharmacie n'est plus chargée d'un si grand nombre de remèdes. On est entièrement revenu de la faiblesse que nos pères avaient eue pour l'astrologie et les talismans. L'Amérique a fourni le quinquina, l'ipécacuanha, le simarouba.

———

Antoine Menjot (1667), de Paris, étudia en médecine dans la Faculté de Montpellier, où il prit ses degrés en 1636. Il vint ensuite exercer la médecine à Paris avec une charge de médecin du Roi et il mourut, avant 1667, âgé de plus de 80 ans.

Il a composé plusieurs dissertations pathologiques, distribuées en quatre parties. Entre ces dissertations, on en trouve quelques-unes sur les maladies des femmes, comme *De Furore Uterino*, dans la première partie : *De Picâ* dans la seconde, et *De Sterilitate* dans la troisième. Mais ces dissertations ne contiennent que des raisonnements pathologiques, sans diagnostic, pronostic, ni traitement.

Bernard Connor (1695), Anglais ou Irlandais, étudia en médecine à Montpellier vers l'an 1690 et peut-être y prit-il ses degrés ; il vint ensuite à Paris, où il fut agrégé à la Chambre royale, d'où vient qu'il se donne le titre singulier de *e Regia Cameræ Parisiensis Societate*. Pendant le séjour qu'il y fit il eut l'occasion de voir un squelette où le tronc du corps, composé des vertèbres, des côtes, de l'os sacrum, ne formaient qu'un seul os.

Il ouvrit aussi le corps d'une femme, y trouva un sarcome considérable dans l'utérus.

Il alla en Italie, y vit : 1° l'éruption du Vésuve ; 2° la grotte del Cane. De retour en Angleterre, il publia un livre sur ces quatre sujets :

Dissertationes medico-physicæ, De Antris lethiferis, De montis vesuvii incendio, De stupendo officium coalitu, De immani Uteri sarcomate. Oxonii, 1695.

On a un autre ouvrage intitulé : Evangelium Medici sive Medicina mystica, de suspensis naturæ, legibus, sive de miraculis reliquisque ἐν τα; ἐбία; memoratis, quæ medicæ indigini subjici possunt. Londini, 1697, in-8°.

Jacques Lazerme (1753), docteur et professeur de la Faculté de médecine de Montpellier, fit imprimer à Montpellier en 1751 un abrégé de médecine sous le titre qui suit : Curationes

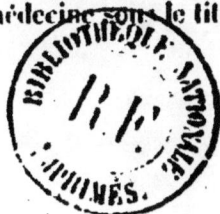

Morborum ex scriptis Jacobi Lazerme, Regis Consilarii et professoris Medici Monspeliensis excerptæ. Monspelii, 1750.

Cet ouvrage fut traduit en français et imprimé en deux tomes sous le titre : Méthode pour guérir les maladies, traduit du latin par M. Lazerme. Paris, 1753.

Les maladies sont traitées très succinctement dans cet ouvrage.

On n'y trouve qu'une vaine compilation de recettes communes, triviales, sans aucune théorie, qui mette en état de connaître les causes et les sièges des maladies, les différences qui en distinguent les espèces, les signes qui servent à fonder le pronostic qu'on doit porter, et à déterminer les indications qu'on doit se proposer de remplir.

Ces défauts se font surtout remarquables dans le Traité des maladies des femmes, où l'on ne trouve aucune explication du mécanisme de la menstruation, ni de la cause du retour périodique des règles, où l'on parle des règles immodérées et des règles supprimées, c'est-à-dire du dérangement des règles, sans avoir dit ce qui cause leur cours réglé, où l'on croit donner des recettes pour le chlorosis et la passion hystérique, sans dire un mot des causes qui produisent des maladies si difficiles à expliquer ; où l'on enseigne que la descente de la matrice vient du relâchement de ses ligaments, quoique la fausseté de cette opinion soit démontrée ; enfin, où l'on croit pouvoir apprendre à traiter les maladies des femmes, sans dire un mot de la structure de cette partie ni de la nature des fonctions auxquelles elle est destinée dans l'état de santé. Avec de telles théories, la médecine retombe dans l'empirisme et se réduit à une simple routine comme dans la seconde époque, car c'est ainsi que les Gordon, les Valescus de Taranta, les Gérard de Solo enseignaient alors la médecine à Montpellier.

Gérard Fitz-Gérald (1758), Irlandais d'origine, docteur et professeur en médecine dans la Faculté de Montpellier, mort en 1748.

On a fait imprimer après sa mort un Traité sur les maladies des femmes, sous le titre suivant : Traité des maladies des femmes, traduit du latin, de M. Fitz-Gérald, professeur de médecine en l'Université de Montpellier, 1758.

L'ouvrage est divisé en deux sections, l'une des *Maladies chroniques des femmes*, qui contient VIII chapitres, et l'autre des *Maladies aiguës des femmes*, qui en contient autant.

Il traite des maladies des femmes un peu plus en détail que Jacques Lazerme, parce qu'il n'y traite que ces maladies. Mais dans le fond ce sont les mêmes principes, les mêmes opinions, la même pratique.

On dirait que la médecine n'a point changé depuis cent ans, car ces deux ouvrages ne valent pas ce que Rivière enseignait en 1640 dans la même Faculté.

J. Astruc (1761), professeur royal de médecine et médecin consultant du Roi, écrit un Traité des maladies des femmes en VI livres.

Livres I et II. — Les maladies des femmes qui sont causées par les règles.

Livres III et IV. — Des maladies des femmes qui dépendent de l'état de la matrice.

Livre V. — Des maladies des mamelles et défauts du lait.

Livre VI. — De la grossesse et des maladies qui s'y rapportent.

Astruc est l'historien de la Faculté.

Astruc : Des maladies des femmes, chap. VI :
DES RÈGLES DIFFICILES ET LABORIEUSES. — Le sang ne coule

pas : 1° parce qu'il est trop épais ; 2° parce qu'il est poussé trop faiblement.

Traitement. — Augmenter la fluidité du sang, exciter les contractions de la matrice.

DES RÈGLES DÉVOYÉES.— Ce sont les règles qui, chez la jeune fille, s'accumulent et sortent en saignement de nez, en vomissement.

Traitement. — Usage fréquent des saignées, corriger l'âcreté du sang. Bouillons de poulet avec racines de guimauve, de nénuphar, les raves du Périgord, les navels, les feuilles de bourrache, de buglosse, de scolopendre, de laitue, auxquels on peut ajouter dans un cas pressant des grenouilles écorchées et éventrées ou des tortues de terre.

RÈGLES IMMODÉRÉES. — Dépendent du vice des vaisseaux, qui se resserrent trop lentement, et du vice du sang.

Causes. — Excès de la chaleur de l'air, de l'été, des grands accès de fièvre, des veilles fréquentes, immodérées, des passions de l'âme telles que la colère, l'usage des demi-bains ou des bains trop chauds ou l'habitude de se chauffer les pieds, l'action subite du froid, le trop grand usage du mariage, les exercices violents comme de se promener trop longtemps, de sauter, de danser, les chutes, les secousses de cheval, les cris violents, la déclamation ou la lecture à haute voix, les épreintes fortes, la diarrhée, les efforts pour soulever des fardeaux trop lourds, les fausses couches, les efforts des femmes grosses, enfin l'abus des emménagogues trop forts, des pessaires trop âcres, des saignées du pied trop répétées.

Traitement.— Végétaux recommandés : Racines de tormentille, bistorte, filipendule, pimprenelle, fraisier, quintefeuille en décoction. Feuilles de renouée, plantain, millefeuille, bourselle, pimprenelle, ortie blanche, en tisanes ; roses de Provins, balaustes en décoction.

Fruits : Écorces de grenade, écorce fraîche d'orange qu'on fait bouillir sur *deux pintes d'eau,* en tisane.

Sucs : de cachou, mastich.

Bois : gui de chêne, lentisque, rapés, en décoction.

Baumes : de copahu et du Canada, roulés dans du sucre rapé, térébenthine de Venise.

Animaux : ivoire brûlée, corne de cerf préparée, coques d'œufs calcinés, os de sèche.

Minéraux : pierre hématite, bol d'Arménie, ambre jaune, alun, corail.

Fleurs blanches, divisées en laiteuses et lymphatiques :

1° *Fleurs blanches laiteuses.* — Causes. — Parce qu'elles sont trop abondantes dans les vaisseaux de la matrice, chez les femmes qui mangent beaucoup, font peu d'exercice, chez *les femmes accouchées qui ont étouffé leur lait, ce qui fait que le chyle qui se convertissait en lait tourne en entier en suc laiteux de la matrice.*

2° *Fleurs blanches lymphatiques.* — La lymphe est arrêtée dans ses vaisseaux et suinte.

Traitement. — Feuilles de sanicle, de pâquerette, de marrube, sucs de myrrhe, de ladanum, les glands rôtis au four et leurs cupules, les noix de Galles, les coquilles de noisettes, l'os de sèche, la tête de brochet en poudre, l'alun de roche, les syrops de grenades, de roses rouges.

De furore uterino.

Inflammation de la matrice, divisée en 1er degré ou simple phlogose ; 2° degré ou inflammation ordinaire ; 3° degré ou inflammation systrophique.

Traitement. — 1° *Arrêter l'engorgement des vaisseaux* par la saignée au bras, 5, 6, 8 saignées dans les deux premiers jours ; 2° *relâcher les fibres de la matrice* par des *boissons adoucissantes et rafraîchissantes* telles que : racine de guimauve, huile d'amandes douces mêlée à du sirop de guimauve, de pavot rouge ou de limon. *Lavements* de racines de guimauve et de nénuphar. *Injections vaginales et utérines* de guimauve, mauve, nénuphar, de lait de chèvre écrémé dédoublé d'eau de rose, où l'on fait infuser quelques brins de safran.

3° *Calmer ou modérer la douleur.* — Décoction de têtes de pavot blanc, le sirop diacode ou de pavot blanc, le laudanum.

GANGRÈNE ET SPHACÈLE DE LA MATRICE. — Ce sont en général des espèces de corruption et de mortification dans lesquelles la partie affectée devient livide ou noire.

Traitement. — Cataplasmes, pessaires, scarifications.

ABCÈS DE LA MATRICE. — *Traitement* : Narcotiques pour calmer la douleur. Quand la suppuration est faite, il faut donner une issue au pus. L'abcès est à la vulve : un coup de lancette. Dans le vagin : un coup d'une lancette qu'on introduit appliquée sur le doigt. L'abcès est dans l'utérus : on presse sur l'utérus pour faire évacuer le pus, on secoue la malade, on la fait tousser du plus fort qu'elle peut, on la fait vomir, on la fait éternuer avec le tabac ordinaire ou de la poudre de feuille de sauge, on la fait vomir avec le tartre émétique.

ULCÈRE DE LA MATRICE. — C'est une érosion produite par des fleurs blanches âcres, par la putréfaction d'un embryon, par des injections âcres, par contamination directe, par l'âcreté du sang menstruel.

SQUIRRHE DE LA MATRICE. — Il faut l'attribuer à l'amas du sang, de la lymphe ou de l'humeur laiteuse qui s'épaississent dans l'utérus, mais on ne saurait l'attribuer à l'amas du sang seul, parce que cet amas est toujours accompagné de chaleur et d'une coloration rouge, ce qui n'existe pas dans le squirrhe.

Ramollir et fondre la tumeur, purgatifs, saignées, repos. Le squirrhe pouvant dégénérer en cancer, on prescrit un régime sobre.

TUMEURS ENKYSTÉES DE LA MATRICE. — Ces tumeurs se forment quelquefois sur le dehors de la matrice ou dans l'entre-deux de ses tuniques ; il s'en forme également dans le vagin.

Traitement. — A l'intérieur, remèdes fondants ; saignées ; on extirpe quand on le peut ces tumeurs par le fer ou les caustiques.

Indication. — Faciliter la circulation du sang dans la matrice pour empêcher l'accroissement de ces tumeurs.

SARCOMES DE LA MATRICE. — Sont formés par l'expansion et le gonflement de quelque portion de la membrane cellulaire ou graisseuse ; ces tumeurs peuvent s'enflammer et devenir squirrheuses.

Causes. — 1° L'émincement de quelque point de la face interne de la matrice ; 2° le froncement ou l'éréthisme de quelque portion de la membrane cellulaire de la matrice.

Traitement. — 1° Tumeur extraite par le fer. — Un instrument spécial a été inventé pour lier le pédicule. On arrête l'hémorragie par l'application de quelques bourdonnets imbibés d'eau albumineuse ; 2° voie des caustiques. Avant de les employer, enduire toute la circonférence du vagin d'un emplâtre de mucilage. Caustique à employer : pierre à cautère, trochisques de minium ou de sublimé corrosif décrits dans le Codex de Paris.

CANCER DE L'UTÉRUS. — C'est une tumeur dure, rénitente, douloureuse et lancinante, ou pour mieux dire, le cancer est un squirrhe devenu douloureux. Le cancer peut s'ulcérer, la douleur va augmentant, la plaie tombe en pourriture, le vagin est ulcéré et la fièvre s'allume.

Cause. — Le cancer est attribué à une humeur âcre, rongeante, corrosive qui ulcère le squirrhe.

Traitement. — Les frictions mercurielles réussissent quand le cancer dépend de causes véroliques ; belladone, ciguë.

MALADIE DES OVAIRES ET DES TROMPES. — Pour la première fois nous trouvons ces maladies mentionnées.

L'inflammation, se terminant ou non par des abcès ou de la gangrène; *le squirrhe,* divisé en plusieurs grains; *les hydatides,* vésicules attachées à la face externe des ovaires ; *l'hydropisie à sac ; la conception d'un embryon dans l'ovaire ; les tumeurs enkystées,* remplies de matières caséeuses.

MALADIES DES TROMPES. — Elles peuvent s'enflammer, devenir squirrheuses, se couvrir d'hydatides, devenir hydropiques; il peut arriver que l'œuf fécondé s'y arrête ; il peut se former des tumeurs enkystées dans les trompes.

Traitement commun aux maladies des ovaires et des trom-

pes. — Application sur l'organe malade d'un emplâtre de diabotanum et de mucilages malaxés, ou encore un emplâtre de ciguë. Saigner la malade au bras. Faire la ponction dans les hydropisies.

Quatrième Période

FACULTÉ DE MONTPELLIER

CHAIRE DE CHIRURGIE

1705-1811	Méjan.	1790-1812	Poulingon.
1812-13	Lordat.	1813-33	Delpech.
1813-16	Montabré.	1833-51	Serre.
1820-45	Lallemand.	1851-60	Alquié.
1816-09	Bouisson.	1860-84	Courty.
1869-70	Moutet.	1885	Serre.
1870-92	Dubreuil	1886	M. Tédenal.
1892	M. Forgue.		

CHAIRE D'ACCOUCHEMENTS ET DE MALADIES DE FEMMES

Vigaroux (1792 à 1802).
Senaux (1808 à 1824).
Dugès (1824 à 1825).
Delmas (1826 à 1848).
Dumas Isidore (1849 à 1884).
Dumas (1885 à 1889).
Grynfeltt (1890).
M. Vallois.

VIGAROUX (1792 à 1802). Cours des maladies des femmes.
En 1801, Vigaroux (Joseph-Marie-Joachim), professeur à l'Ecole de médecine de Montpellier, écrit un cours de maladies des femmes, qu'il dédie à Jean-Antoine Chaptal, professeur de chimie à l'Ecole de médecine de Montpellier, membre de l'Institut et *ministre de l'Intérieur*.

« Je ne voyais, écrit il dans sa préface, que des matériaux épars, des observations isolées, sans liaison et sans aucun rapport intime qui les réunit en corps de doctrine. »

Voilà donc quel était l'état de la gynécologie à Montpellier en 1801.

Il devenait nécessaire d'établir une nouvelle méthode, et c'est le but de l'ouvrage de M. Vigaroux.

L'ouvrage est en deux volumes. Le premier volume contient les maladies des femmes proprement dites. Le deuxième volume comprend l'étude des accouchements.

Fleurs blanches. — Les causes des fleurs blanches sont au nombre de trois :

I. Débilité de tout le corps.

II. Causes qui, en irritant, attirent l'afflux des humeurs : les rhumatismes.

III. Causes qui agissent mécaniquement (compression, distension). Le tour des vaisseaux est relâché, le cours des humeurs retardé et les fleurs blanches apparaissent.

Traitement. — Se garder d'arrêter le flux, qui entraînerait le reflux de la matière sur un autre organe. Fixer ce flux en un endroit déterminé par des cautères et des sétons.

Inflammation de la matrice. — L'inflammation se produit par l'arrêt du sang dans les artères capillaires ; on lui donne différents noms selon son intensité : 1° phlogose, quand l'inflammation est imparfaite ; 2° érysipèle, lorsque la tumeur est superficielle.

La phlogose peut être bénigne ou dégénérer en squirrhe ou en cancer.

Cause de l'inflammation. — Stases et engorgement de l'utérus par spasme dû au froid, ou à un accès de colère, ou à une terreur subite.

Traitement. — Saignées, sangsues sous les mamelles, lavements de mauve, d'orge, injection de lait seul ou bouilli avec des fleurs de sureau.

Érysipèle de la matrice. — Est superficielle : appliquer sur le bas-ventre topiques froids et humides qui puissent calmer l'excès de chaleur de l'utérus. Employer le psyllium écrasé avec de l'eau de citronille, les feuilles de laitue, l'eau de camomille.

Hydropisie enkystée des ovaires. — Elle est susceptible de guérison. — Morand ayant conseillé l'extirpation du kyste et de l'ovaire, Vigaroux conclut à l'extirpation précoce.

Du cancer de la matrice. — Il est décrit sous les noms de skirrhe parfait, imparfait, bénin, malin, sanguin, lymphatique et cancer occulte.

La cause *formelle* du cancer est la disposition des glandes à l'engorgement.

Autres causes : suppression des menstrues et hémorroïdes, chagrins, coups, vie oisive, les remèdes trop actifs appliqués sur les skirrhes.

Traitement. — Ciguë seule ou mélangée au sublimé corrosif ; on emploie l'arsenic ou la suie de cheminée. Il vaut mieux extirper le cancer.

Des ulcères à la matrice. — Maladie grave du col : superficiels ou rongeants.

Si l'ulcère a un trajet fistuleux, employer l'essence de térébenthine, l'aloès, la poudre de sabine.

Les rhagades ou gerçures sont des ulcères linéaires dus aux accouchements laborieux et à un afflux trop considérable d'humeurs âcres.

Traitement. — Adoucissants et astringents.

Gangrène de l'utérus. — Employer les excitants, les scarifications, l'eau-de-vie, les acides et enfin l'extirpation.

Tympanite de la matrice. — Due à des *fluides gazeux* qui distendent ainsi les parois de la matrice. Amers, bains de siège froids ou sonde introduite dans l'utérus.

Des vers de l'utérus. — Combattus avec une décoction de feuilles d'agnus castus à laquelle il ajoute du fiel de bœuf. Injections de menthe ou de racine de fougère mâle.

Polypes. — Dus au sang, qui tend à s'organiser en membranes, en masses véritablement charnues.

Traitement. — Cautérisation, section du pédicule, arrache-
ment avec torsion et ligature.

Calculs de la matrice. — Ce sont des concrétions calcaires
qui se déposent dans l'utérus. Employer les injections.

———————

MÉJAN (1705-1811). — *Eloge de Méjan par Dugès.*

———————

POUTINGON (1700-1812).

———————

SÉNEAUX (1808) prend la chaire d'accouchement et publie
avec Barthez un *Cours pratique de matière médicale.*

———————

LORDAT (1812-13). — *Traité des hémorragies.*

———————

ANGLADE (1812). Thèse *Considérations sur les effets que peut
produire la cessation des règles.*

L'auteur nous apprend que de nombreux médecins se sont
élevés contre la saignée faite dans les cas de cessation des
règles, et nous met en garde également contre l'abus des purgatifs.

———————

J. DELPECH (1813-33). — *Possibilité et degrés d'utilité de
la symphysotomie.*
Chirurgie clinique de Montpellier.

———————

Poussié (1813). — Thèse. « Réflexions sur l'hygiène qui convient aux femmes arrivées à l'âge de retour ». Affections auxquelles sont sujettes les femmes à l'âge de retour : bouffées de chaleur, insomnies, rêves effrayants, spasmes, raideurs dans les extrémités, vapeurs, hystéries, syncopes, aliénations, attaques d'apoplexie.

Montabré (1813). — Eloge de Montabré par Dugès Ant.

Ourgaud (1819). — Thèse. *Essai sur l'aménorrhée.* 3 traitements selon les trois tempéraments : sanguin, nerveux et lymphatique.

a) Tempérament sanguin : saignée ; *b)* tempérament nerveux : antispasmodiques ; *c)* tempérament lymphatique : toniques et excitants.

Lallemand (1820-43). — « Observations sur les maladies des organes génitaux urinaires en 2 parties ».

Ant. Dugès (1824-25). — « Manuel d'obstétrique ou précis de la science et de l'art des accouchements ».

Delmas (1820-48). —

Ricottier (1820). Thèse. *De l'extirpation de l'utérus* et de l'amputation de son col dans les affections cancéreuses.

Procédé de Récamier : 1° introduction du spéculum Récamier ; 2° col saisi avec la pince de Museux ; 3° résection avec de longs bistouris courbés sur leur plat à double tranchant ou bien avec des ciseaux courbes.

BÉTARD (1832). Thèse. *Essai sur l'ovarite et sur sa terminaison.* — L'ovarite se termine par inflammation, par résolution, suppuration, gangrène, squirrhe, par hydropisie enkystée.

ESTOR (1833). — « Cours d'anatomie appliquée à la pathologie et à la chirurgie ».

SERRE (1836-51).

En 1831, au concours pour la chaire de clinique chirurgicale de M. Delpech, M. SERRE traite la pathologie et thérapeutique des maladies pour lesquelles on prescrit diverses amputations de la matrice. Examen critique de ces moyens et description des diverses méthodes.

Jean-Joseph ITARD : « Essai sur le cancer de l'utérus », thèse juillet 1835. Il nous apprend que Ribes, professeur d'hygiène à la Faculté de Montpellier, soutient que deux doctrines existent au sujet de la cause du cancer : ou bien le cancer est la *manifestation de l'affection dont la cause efficiente est atteinte,* ou bien il a pour cause l'action des agents extérieurs.

Traitement. — M. Serre, professeur de clinique chirurgicale, emploie, dit-il, avec succès, les cataplasmes de farine de graine de lin à demi-liquides qu'on porte dans le vagin et qu'on renouvelle plusieurs fois dans la journée.

C. SÉRÉ (1837). Thèse. *Essai sur l'aménorrhée.* Causes de l'aménorrhée : l'atonie, l'éréthisme nerveux, la pléthore, l'éréthisme vasculaire, les déviations fluxionnaires.

Ne cite aucun nom de professeur.

HOULÈS : *De la ménopause considérée au point de vue de l'hygiène*. Thèse 1843.

La femme doit suivre tous les préceptes de l'hygiène pour remplacer une excrétion importante qui rentrait dans la série des actes constitutifs de sa santé.

Elle devra favoriser les excrétions cutanées. Grand air, saignées fréquentes.

———

BOUISSON (1816-89). — *Tribut à la chirurgie* (1858-61), où aucun chapitre n'est consacré spécialement aux maladies des femmes.

———

Isidore DUMAS (1849-84).

———

Isidore DUMAS, docteur ès sciences, docteur en médecine, professeur agrégé à la Faculté de médecine de Montpellier, publie en 1844 : *Quelques considérations sur la sphère génitale moyenne de la femme*.

Il traite dans cet ouvrage des anomalies de l'utérus de la femme. La sphère utérine est composée de deux moitiés qui se rapprochent plus ou moins.

Expliquant l'existence d'une *cloison médiane au col utérin et au vagin*, il attribue cette anomalie à un arrêt de développement qui exerce son action à une époque où le rapprochement s'est opéré entre les deux conduits vaginaux et les deux *uterums*, tandis que les deux cornes utérines sont encore séparées. A partir de ce moment, l'organe, arrêté dans ses perfectionnements ultérieurs, ne se modifie qu'en volume, d'où persistance d'un état embryonnaire. Et pour prouver ce qu'il avance, il rapproche l'utérus de la femme de ceux des différents animaux.

Estor (1857), au concours d'agrégation, traite : *Des causes, des symptômes et du cancer de l'utérus.*

Au même concours d'agrégation Bertin (1865-66) traite : *De la ménopause considérée principalement au point de vue de l'hygiène.*

Alquié (1851-56) : *Cours de pathologie chirurgicale d'après la doctrine de Montpellier.*

Clinique chirurgicale de l'Hôtel-Dieu de Montpellier.

Alquié, dans le livre II de sa Clinique chirurgicale, publie une communication qu'il a faite à la Société de chirurgie le 22 avril 1857 sur *Les fistules urétéro-vaginales.*

Observation. — Fistule venant à la suite d'un accouchement laborieux. Il existe chez cette femme un écoulement continu d'urine par la vulve. On lui fait des cautérisations répétées et inefficaces.

Il publie également : *Tumeur considérable composée de 10 poches embryonnaires dans les ovaires d'une femme adulte,* mémoire présenté à l'Institut le 2 mai 1857.

Femme adulte offrant une tumeur étendue de l'abdomen : marasme, mort. Nécropsie : ovaires considérablement altérés, ayant à leur surface un très grand nombre de kystes ovariques, parmi lesquels dix parfaitement distincts contenaient chacun les restes évidents d'un embryon.

Rétroversion. — Procédé opératoire. Pour lui l'utérus est maintenu en rétroversion par le ligament rond. L'opérateur doit donc chercher ce ligament rond dans le canal inguinal et le raccourcir. L'utérus sera dès lors fixé en position.

Diriaixne (1856). — L'auteur cite une observation du professeur d'anatomie Benoît. Il s'agit d'une opération d'un cancer du sein d'une jeune fille de Montpellier. Les règles avaient été supprimées au moment de l'apparition du cancer. Elles reparurent après l'opération.

C'est une aménorrhée par sympathie.

BASLEY (1858). Thèse. *De la rétroversion de l'utérus.*

Traitement. — Le redresseur de Valleix est une tige en métal ou en ivoire destinée à pénétrer dans l'utérus. Elle a le volume d'une plume d'oie, elle surmonte un disque en métal de 2 centimètres de diamètre sur lequel doit reposer le museau de tanche. Cette première partie est unie par une articulation à ressort avec une tige vaginale. L'instrument en place demande à être surveillé ; un dérangement de position peut devenir nuisible.

JANTET (1850). Thèse. *La nature, les causes et le traitement des maladies de matrice.* Il divise les maladies en idiopathiques et symptomatiques : 1° les maladies idiopathiques doivent toutes, suivant lui, être réduites à une seule : *la métrite*; 2° les maladies symptomatiques se rattachent à toutes les diathèses, à toutes les affections générales qui peuvent débiliter l'organisme.

CARAYON (1850). Thèse. *De l'abaissement de l'utérus.* — L'auteur nous apprend qu'à deux reprises la Faculté de médecine de Montpellier a donné la même question : « Déviations utérines », comme sujet de thèse, au concours de l'agrégation.

Il divise cette affection en : abaissement, descente, prolapsus et chute de l'utérus.

LEBAS A. (1860). Thèse. *De l'abaissement de l'utérus.* L'auteur s'étend sur l'usage du pessaire, que Becquerel conseille de restreindre. Diverses sortes de pessaires : pessaires en gimblette, anneaux épais, ronds ou ovales ; pessaires en bondon ayant la forme d'un cône allongé ; pessaires en bilboquet formés d'une tige qui se divise en 3 branches supportant un anneau ; pessaires ronds ou en boule ; pessaires en caoutchouc du docteur Gariel, qui peuvent avoir des formes très diverses.

Ils peuvent être en or, en argent, en plomb, en ivoire, en liège, en caoutchouc.

Scanzoni combat la chute de l'utérus par l'introduction d'une éponge dans le vagin.

PASSAT (1861). Thèse inspirée par Courty, *Des granulations du col de l'utérus.*

Les granulations sont causées par la dysménorrhée, les troubles de la menstruation, les excès vénériens, la grossesse, les suites de couche, les métrites.

Traitement.— Astringents en injection (roses rouges, écorce de chêne, racines de ratanhia, tannin, alun), les eaux sulfureuses, les poudres inertes, caustiques.

PÉQUREN, thèse inspirée par Dumas, professeur d'accouchement en 1861. — *Ulcérations du col de l'utérus.*

Se rencontrent chez les femmes en état de gestation et surtout après l'accouchement. M. Delmas, de Montpellier, cite un cas d'ulcération par l'administration imprudente de seigle ergoté. Ces ulcérations, selon Nonat, pourraient être héréditaires.

PINES, thèse inspirée par le doyen Bérard en 1862. — *Étude sur les déviations utérines.*

Causes. — La brièveté des ligaments résultant d'une inflammation, l'accouchement, l'action du placenta, la marche, les efforts musculaires prolongés, les chutes, les rétentions d'urine, l'accumulation des matières fécales dans le rectum.

Traitement. — Les redresseurs, les pessaires, les ceintures hypogastriques, et pour calmer les accidents nerveux, les anti-spasmodiques.

FRISSANT, thèse inspirée par Rougel, professeur de physiologie en 1862. — *De l'emploi des crayons de nitrate d'argent dans les affections de la muqueuse utérine.*

M. le professeur Courty emploie, pour arriver à la guérison des écoulements utérins, un traitement qui toujours a à peu près réussi quand il est convenablement appliqué ; ce sont les crayons de nitrate d'argent.

Suivent XV observations.

LACHAT, thèse inspirée en 1863 par Rougel, professeur de physiologie : *Granulations fongueuses de la matrice.*

Les granulations fongueuses sont cet état de la muqueuse utérine constitué par des végétations mollasses saignant facilement.

Les granulations et les fongosités sont même chose.

Il publie 4 observations prises dans le service de Becquerel, et pour le traitement il discute longuement l'intervention avec la curette et dit que cet instrument est loin d'être inoffensif. Il préfère les caustiques : le nitrate d'argent.

SAGNIER : *Du catarrhe utérin,* thèse inspirée par Courty en 1864.

Causes prédisposantes. — L'âge, la dysménorrhée, les diathèses catarrhale, dartreuse, scrofuleuse, syphilitique.

Causes occasionnelles. — Métrite, excès vénériens, la syphilis, accouchements répétés.

Traitement. — Sous-nitrate de bismuth, tannate de bismuth, nitrate d'argent.

A. Courty (1856-81). — *Mémoire sur le mécanisme habituel de l'avortement dans les premiers mois de la grossesse.*

Traité pratique des maladies de l'utérus et de ses annexes (1866).

Le même contenant un appendice sur les maladies du vagin et de la vulve, 1870.

———

A. Courty, *Traité pratique des maladies de l'utérus.* — Voici le premier ouvrage vraiment important qui ait été fait sur les maladies des femmes.

L'ouvrage est divisé en 2 parties :

La *première partie* est divisée en 3 sections et contient un appendice sur les maladies de la vulve et du vagin.

A. Notions préliminaires d'anatomie, de physiologie et de tératologie.

B. Diagnostic des maladies utérines en général.

C. Traitement des maladies utérines en général.

A. — Dans cette première partie, Courty décrit l'appareil génital de la femme et le fait avec une précision telle qu'on ne saurait y ajouter rien.

B. — En ce qui concerne le diagnostic, après avoir divisé les symptômes en symptômes généraux et symptômes locaux, il décrit la palpation abdominale, le toucher, traite du spéculum, du cathétérisme utérin.

C. — Le traitement doit être local et général.

Il repose sur les principes suivants : augmenter ou diminuer le mouvement fluxionnaire, dissiper la congestion, désemplir le système sanguin, dévier le sang qui afflue vers l'organe ou le détourner vers un organe éloigné. A chacune de ces indications répond une des médications :

Attractive, sangsues aux grandes lèvres, pédicules sinapisés, purgatifs, lavements ; déplétive ou évacuante : sangsues sur le col, ventouses, scarification ; dérivative : sangsues et ventouses aux aines : révulsive : saignées, ventouses sur les mamelles, purgatifs, vomitifs.

Faciliter la marche par une ceinture hypogastrique. Bains, injections, hydrothérapie, eaux minérales.

Les caustiques à employer sont les acides et surtout le nitrate acide de mercure ou le fer rouge.

Deuxième partie. — Les maladies utérines sont classées en :

I. *Altération de fonction*, qui comprend *les troubles de la menstruation :* a) l'aménorrhée ; b) la rétention du flux menstruel ; c) la déviation des règles et la menstruation supplémentaire ; d) la dysménorrhée.

II. *Changement de situation.* — Les hernies des ovaires, de la trompe, de l'utérus.

Traitement. — Les réduire. Ceintures abdominales. Élévation de l'utérus ; elle provient du défaut de longueur des ligaments ; chute de l'utérus, qui provient du relâchement des organes qui le soutiennent.

Traitement. — Pessaires, ballons en caoutchouc.

Médecine opératoire. — Cloisonnement médian ou transversal du vagin. Colporaphie et périnéorrhaphie.

III. *États morbides sans néoplasmes.*

FLUXION ou accumulation passagère du sang dans les vaisseaux de l'utérus : ventouses et sinapismes sur les mamelles : saignées ; glace sur le ventre ; frictions, douches, purgatifs.

CONGESTION ou accumulation persistante du sang dans les vaisseaux.

ENGORGEMENT ou tuméfaction permanente constituée par l'infiltration entre les éléments anatomiques normaux de l'organe, de matière organique, amorphe, liquide ou semi-liquide.

MÉTRITE ou inflammation de l'utérus.

Causes. — Tout ce qui irrite l'organe, troubles de la menstruation, accouchement difficile, le débridement du col, l'introduction du cathéter, la cautérisation du col répétée.

Traitement. — Emissions sanguines, révulsifs, purgatifs, laudanum.

OVARITE ET SALPINGITE sont le résultat d'une simple inflammation.

Traitement. — Sangsues, ventouses, bains, irrigations.

LES FIBROMES. — Il divise les fibromes en interstitiels, sous-muqueux et sous-péritonéaux.

1° *Traitement atrophique.* — Pour cela éviter toutes les causes qui activent la circulation utérine et port de la ceinture de Bourjeaurd pour éviter le ballottement de la tumeur. Calmer la douleur par des sangsues, des ventouses et surtout des préparations d'opium ou de belladone.

2° *L'hémostasie* comprend la glace, les injections très chaudes, l'emploi général et local du perchlorure de fer.

3° *Le traitement chirurgical.* — Le fibrome *sous-péritonéal* ou abdominal dépend de la gastrotomie (ouverture de la ligne blanche).

Le fibrome est *sous-muqueux* : destruction ou extirpation par les voies naturelles.

Le fibrome est interstitiel : l'intervention est discutable. Le seigle ergoté peut pédiculiser la tumeur.

LE CANCER est une maladie qui détruit les tissus de l'organe, se reproduit sur place et s'étend aux organes voisins.

Traitement. — Cancer du col : les caustiques sont inefficaces, nuisibles. Il faut opérer l'amputation du col par écrasement linéaire ou l'excision. Le cancer du col est le seul dont on puisse entreprendre le traitement curatif.

L'épithélioma est plus curable que le squirrhe et l'encéphaloïde.

MALADIES DES ANNEXES, HÉMORRAGIES PELVIENNES ET HÉMATOCÈLE. — Hémorragie de la trompe, de l'ovaire, du plexus utéro-ovarien.

KYSTES DE L'OVAIRE, divisés en kystes uniloculaires, kystes multiloculaires et enfin en kystes mixtes ou composés.

Ses complications sont : la rupture, l'hémorragie dans une loge, l'inflammation, la suppuration, l'ascite, la péritonite.

Traitement. — L'absorption naturelle quelquefois ou provoquée. Traitement médical : chlorure d'or et chlorure de sodium, eau de Vichy et iodures.

Torsion du pédicule, naturelle ou provoquée.

Ponction dangereuse. On a proposé de la faire par le vagin.

Aspiration. — Elle doit être lente et continue.

Injections iodées.

Enucléation. — En 1872, Miner de Buffalo proposa l'ovariotomie par énucléation ; depuis elle a été faite un certain nombre de fois et elle est le traitement de choix.

L'appendice comprend VII chapitres, dont : corps étrangers et plaie du vagin, vaginisme, vulvite, uréthrite et blennorragie uréthrale, kystes, polypes du vagin, tumeurs de la vulve, périnéorrhaphie.

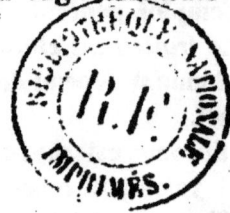

APPENDICE

Période moderne

Après Courty, nous entrons dans une période où la gynécologie prend un développement considérable. Cette époque serait l'objet d'une trop longue étude pour le cadre de ce modeste ouvrage. Nous allons donc nous borner à citer les principaux auteurs qui ont contribué à Montpellier à l'étude de la gynécologie pendant ces dernières années.

Frédéric MOUTET (1860-76), DUBREUIL (1876-92), à qui a succédé M. le professeur FORGUE.

SERRE (1885) est resté un an dans le service où M. le professeur TÉDENAT lui a succédé.

DUMAS (1885-89), professeur d'accouchements.

GRYNFELTT (1890), professeur d'accouchements, auquel a succédé M. le professeur VALLOIS.

Enfin une chaire de gynécologie est fondée avec M. le professeur de ROUVILLE.

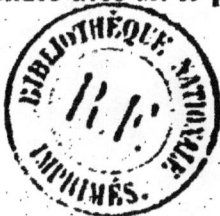

83

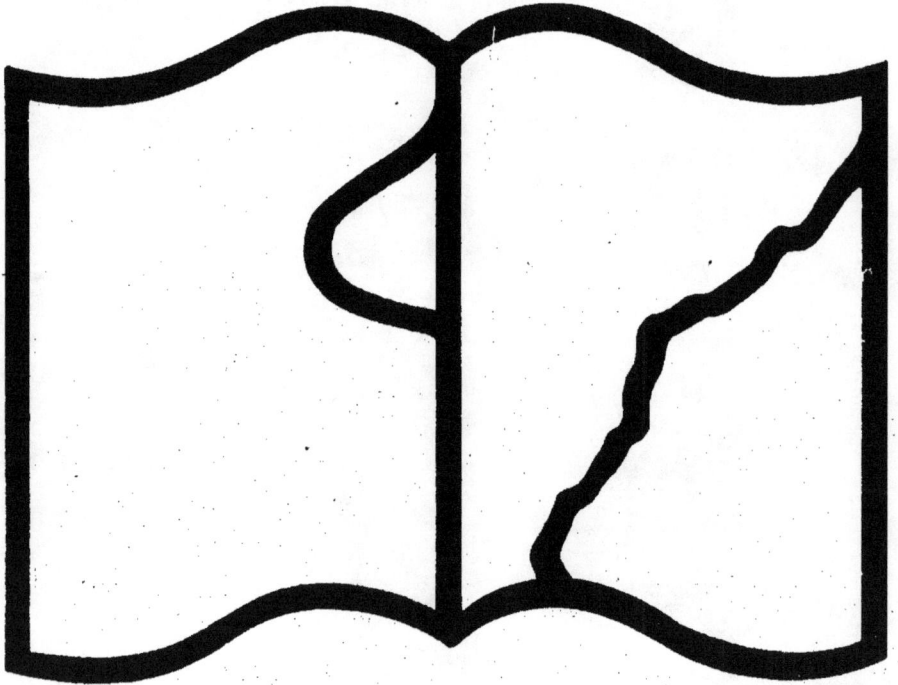

Texte détérioré — reliure défectueuse

NF Z 43-120-11

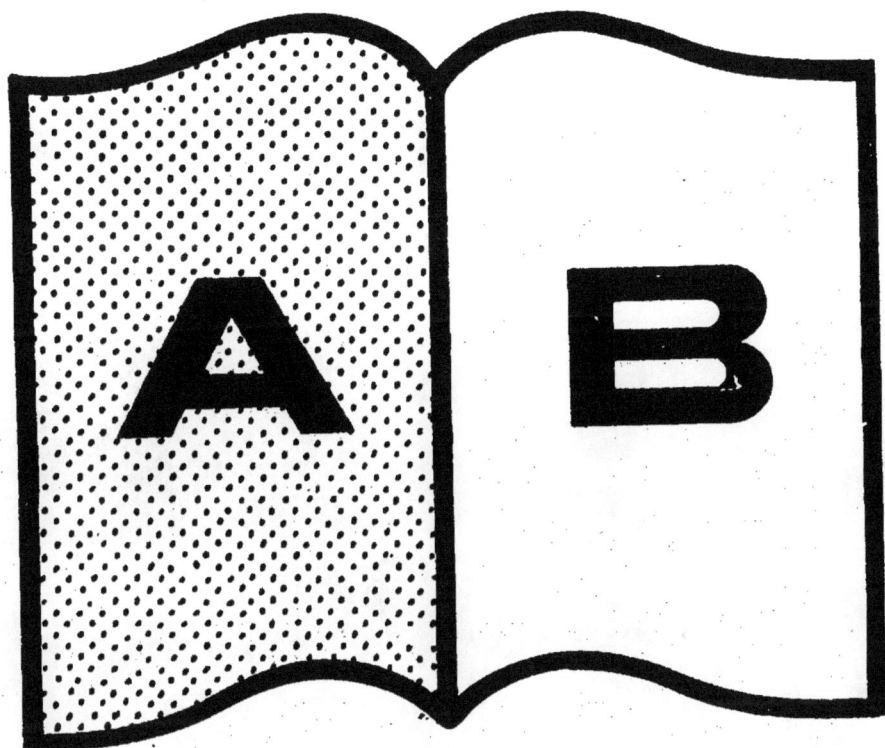

Contraste insuffisant

NF Z 43-120-14